POR QUÉ SUFRIMOS

DOLOR DE CABEZA

Dra. ROMIN

índice

Introducción | **5**

CAPÍTULO 1 | **9**
Causas y síntomas

CAPÍTULO 2 | **15**
Distintos tipos

CAPÍTULO 3 | **27**
Prevención y tratamiento

CAPÍTULO 4 | **39**
Un buen descanso como prevención

CAPÍTULO 5 | **49**
Dolor de cabeza y alimentación

CAPÍTULO 6 | **61**
Remedios caseros para el dolor de cabeza

INTRODUCCIÓN

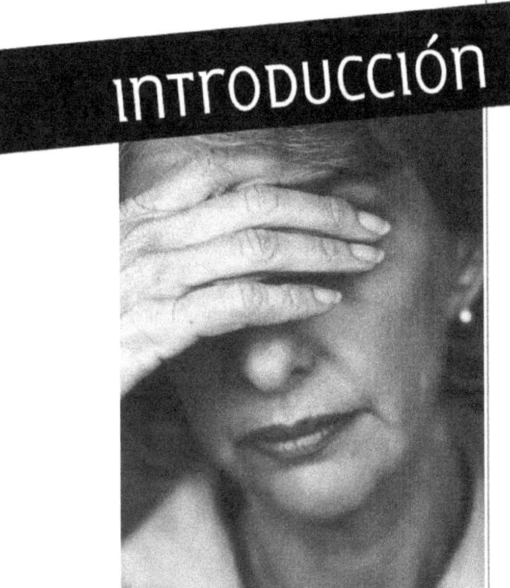

INTRODUCCIÓN

El dolor de cabeza es una de las dolencias que más afecta a la población en la actualidad. Migrañas, jaquecas o cefaleas son términos que forman parte de la vida de la mayoría de las personas.

Las causas de su origen pueden ser muchas, desde condiciones hereditarias o cambios climáticos hasta factores cotidianos como el cansancio, el estrés o las excesivas horas que pasamos frente a la computadora. Las malas posturas al sentarnos o pararnos, el agotamiento, los trastornos oculares y la sinusitis son también factores comunes que producen los dolores de cabeza.

En la mayoría de los casos los dolores y malestares en la cabeza son pasajeros y se presentan como consecuencia de la tensión o el estrés; pero hay situaciones en las cuales los mismos se vuelven crónicos o reiterados y allí hay una señal de alarma que nuestro organismo está enviando. Por ello, es necesario tener presente que cuando los dolores de cabeza son muy fuertes o reiterativos hay que realizar una visita al médico.

Los dolores de cabeza producen síntomas tan variables como dolores en los ojos, en la parte frontal o posterior de la cabeza, a uno de los lados de la misma o en el interior del cráneo. Pueden producir vómitos, náuseas, fiebre y otras alteraciones.

En esta guía vamos a conocer las causas que pueden provocar dolores de cabeza, los síntomas que sufrimos y los cambios de hábitos y tratamientos que pueden ayudarnos a evitar estos malestares.

C A P Í T U L O 1

causas y síntomas

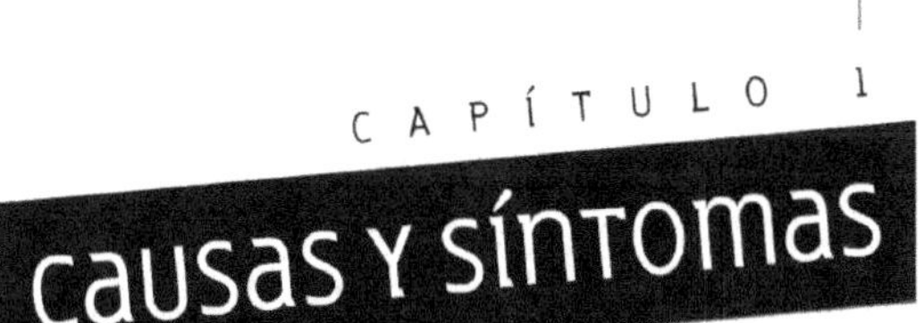

El dolor de cabeza puede ser un episodio esporádico o puede ser causado por algo más profundo.

Cada vez que aparece una sensación de dolor –en la cabeza o en cualquier parte del cuerpo– es una "alarma" que nos indica que algo no está funcionando bien en el organismo y que si no es controlado a tiempo puede provocar un daño mayor. Nunca debemos olvidar que el dolor es un mecanismo de supervivencia.

En las actuales condiciones de vida los dolores de cabeza se han vuelto frecuentes y comunes. Y muchas veces, por la reiteración, nos acostumbramos a vivir con ellos. Sin embargo, existen síntomas a los que les debemos prestar atención y recurrir al médico para encontrar el origen de ellos:

• Si los dolores comienzan a producirse cuando tenemos más de 45 años.

• Si habitualmente no somos de las personas que sufren dolores de cabeza y de repente empezamos a padecerlos.

• Si con el correr de los días se incrementan, en lugar de desaparecer.

• Si sentimos cansancio y falta de fuerzas para las actividades cotidianas acompañando al dolor.

• Si además del dolor de cabeza, tenemos fiebre.

• Si los dolores son repentinos, intensos y de un mismo lado de la cabeza.

• Si sentimos una dificultad en la visión, como la vista borrosa, o la aparición de puntos negros.

• Si luego de hacer actividad física surge el dolor de cabeza.

La cabeza puede doler de muchas formas. De acuerdo con su forma y tipo –que describiremos más adelante– los dolores pueden afectar la parte posterior o frontal de la cabeza, el interior del cráneo, uno de sus lados o los ojos.

En la cabeza hay una vasta red de nervios, los cuales se extienden sobre el cuero cabelludo, y ciertos nervios de la cara, boca y fauces. Los músculos de la cabeza y los vasos sanguíneos que se hallan a lo largo de la superficie y la base del cráneo también son sensibles al dolor.

Por su parte, los huesos del cráneo y el tejido cerebral no duelen porque carecen de fibras nerviosas sensibles al dolor. Las terminaciones de estas fibras sensitivas se estimulan por el estrés, el agotamiento, la tensión muscular, la dilatación de los vasos sanguíneos y otros mecanismos "disparadores" de las molestias en la cabeza.

Una vez estimuladas, esas terminaciones nerviosas envían un mensaje a lo largo de fibras nerviosas hasta las neuronas cerebrales, señalando cuál es la parte donde surge el dolor.

Algunas causas muy comunes

DOLORES POR FATIGA VISUAL:

Son dolores comunes que se presentan después de un esfuerzo prolongado en la visión, como la lectura, el uso de la computadora por largos períodos o el manejo nocturno del automóvil durante varias horas soportando el estímulo lumínico de las luces.

DOLORES PRODUCIDOS POR EL FRÍO:

Muchas personas padecen el frío ambiental y lo manifiestan con dolores de cabeza en las zonas laterales del cráneo.

DOLORES PREMENSTRUALES:

Los dolores que se producen en la cabeza en este período se relacionan con la tensión premenstrual donde existe menos eliminación de orina y formación de edema. Generalmente desaparecen luego del primer día de menstruación.

DOLORES POR ESTADOS FEBRILES:

Si bien no todos los estados febriles provocan dolores de cabeza, muchas veces ambas alteraciones vienen de la mano.

DOLOR POR TENSIÓN MUSCULAR:

Se debe a una contracción sostenida de los músculos de la cabeza y del cuello, que produce una isquemia en el interior del músculo contraído. Esta tensión muscular puede ser consecuencia de una posición corporal incorrecta, de estrés social o psicológico, o del cansancio.

CAPÍTULO 2

DISTINTOS TIPOS

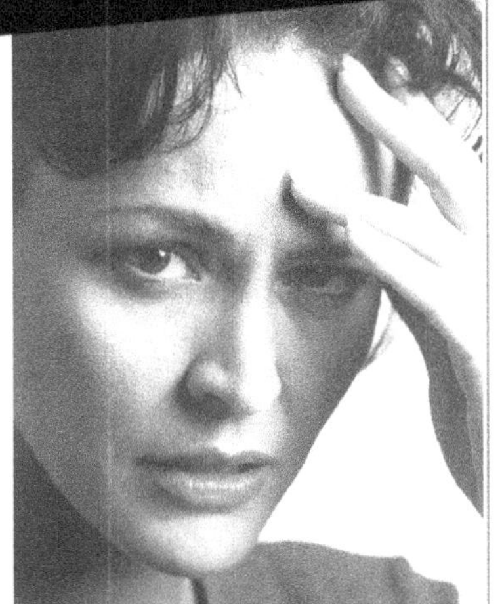

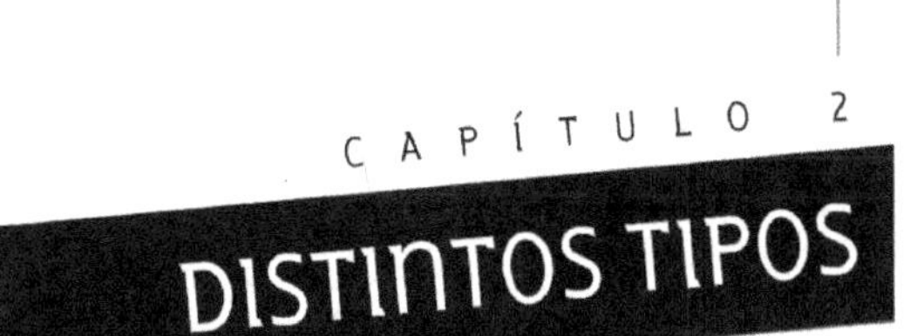

Estos episodios que venimos detallando dan origen a los distintos tipos de dolores de cabeza:

- Migraña o jaqueca
- Cefalea
- Cefalea tensional
- Sinusitis

MIGRAÑA

La migraña –o jaqueca– se presenta con dolores fuertes y palpitantes que afectan un solo lado de la cabeza.
En ocasiones sus síntomas incluyen:

- náuseas y vómitos
- distorsión de la visión
- vértigo e hipersensibilidad a la luz

Los síntomas de una migraña se perciben entre 10 y 30 minutos antes. Puede durar entre una hora cuando es suave, o varios días cuando la afección es más grave, pudiendo extenderse hasta 5 días.

El ataque es precedido por un "aura" en la cual la persona ve luces intermitentes, con formas y colores distorsionados y otras ilusiones ópticas. Luego, al comenzar los dolores, el "aura" desaparece y los dolores se hacen más fuertes, intensos y palpitantes.
Por lo general, los dolores se alivian luego de vomitar.

Si la migraña o jaqueca se produce como un hecho aislado y no se repite, no debe preocuparnos. Sin embargo, cuando los ataques comienzan a ser frecuentes pueden reducir la calidad de vida.
Algunos estudios médicos revelan que quienes padecen migrañas con frecuencia tienen mayor riesgo de padecer un infarto.

El dolor que produce la migraña proviene de la inflamación o irritación de los vasos sanguíneos del cuero cabelludo que se contraen primero y luego se dilatan provocando la inflamación y la aparición del dolor.
Se cree que las hormonas también son responsables de las migrañas. Por ello, más del 70% de las personas que la padecen son mujeres al ser afectadas por los cambios hor-

monales que se dan durante los períodos de menstruación y ovulación.

Hay algunos factores ambientales (como los cambios bruscos de temperatura) que provocan migrañas en personas propensas. Y ciertos alimentos son contraindicados, como: quesos, hígado de ave, chocolate, vino tinto y conservadores que se encuentran en los productos de conserva.

Finalmente, tenemos que mencionar como agentes provocadores de las migrañas, aunque en menor escala, los siguientes:

- Cambios bruscos de altitud.
- Alteraciones en la presión atmosférica.
- La exposición prolongada al resplandor solar.
- El estrés y los cambios emocionales.

Existen distintos tipos de migraña que serán evaluados por el médico en cada caso:

- migraña sin aura
- migraña con aura
- migraña oftalmopléjica
- migraña retinal
- síndromes periódicos de los niños
- migraña complicada
- cuadros migrañosos atípicos

¿Qué síntomas son comunes en la migraña?

• Dolor de cabeza de un solo lado, fuerte y palpitante.

• Distorsiones visuales.

• Náuseas y vómitos.

• Vértigo.

• Manos frías.

• Temblores.

• Cuello rígido.

• Hambre o pérdida de apetito.

• Sensibilidad a la luz y al sonido.

• Rechazo a los olores.

• Sentimientos de depresión, angustia, euforia, irritabilidad o inquietud.

La edad de mayor incidencia es entre los 20 y los 45 años. Se encuentra entre las enfermedades más frecuentes en producir discapacidad y entre las primeras enfermedades que deterioran la calidad de vida. Sin embargo, es una enfermedad que, al margen de su complejidad, posee tratamiento.

CEFALEA

Es el nombre con el que se conoce frecuentemente a los dolores de cabeza. Habitualmente su significado es difuso ya que puede ser indicativo de una enfermedad importante o bien puede ser síntoma de cansancio, estrés o insomnio.
Es un dolor que se presenta en el interior de la bóveda craneana. También se la conoce como cefalalgia.

Existen diferentes tipos de cefaleas según sus características y origen:

* por afectación de los senos
* de origen ocular
* como síntomas secundarios de las alteraciones de ligamentos, músculos y articulaciones de la columna vertebral (de la parte superior de la misma)
* por irritación cerebral
* por punción lumbar
* por cuadro febril

Asímismo, existen variantes relacionadas con diferentes trastornos médicos

* Cefalea tensional
* Cefalea secundaria por angioma o por aneurisma
* Cefaleas traumáticas
* Cefaleas por tumor cerebral

Las causas específicas de las cefaleas son:

- Desplazamiento de venas importantes de la cabeza.
- Dilatación de las arterias intracraneal y extracraneal.
- Inflamación de los nervios craneales y medulares (médula espinal).
- Incremento de la presión intracraneal.
- Irritación meníngea.
- Espasmo voluntario o involuntario, inflamación y traumatismo de los músculos craneales y cervicales.
- Presencia de masas tumorales.

¿Por qué se caracterizan los distintos tipos de cefaleas? Veamos:

Cefalea por afectación de los senos:

- Dolor pulsátil localizado alrededor de los ojos
- Dolor por afectación de los senos etmoides y esfenoides

Cefalea de origen ocular:

- Dolor localizado en los ojos
- Causado por cuadros como: miopía, astigmatismo, etc.

Cefaleas secundarias a las alteraciones de la columna vertebral:

* Dolor continuo de origen articular
* Movimientos de la cabeza rígidos y dolorosos

Cefalea por irritación meníngea:

* Dolor agudo e intenso originado por una infección o hemorragia
* Rigidez del cuello

Cefalea por punción lumbar:

* Dolor constante localizado a nivel occipital o frontal

Cefalea febril:

* Dolor pulsátil o continuo

Cefalea tensional:

* Sensación de presión
* Dolor continuo e intenso

SINUSITIS

La sinusitis es una afección similar a un resfrío. Entre sus principales síntomas está el dolor de cabeza.

Por lo general sus síntomas persisten una semana y luego comienza una mejoría lenta. Los resfríos y la sinusitis poseen puntos en común. Pero en el resfrío la recuperación es más rápida.

La sinusitis es una inflación de los senos paranasales. Estos son cavidades de aire que se encuentran en los huesos de la cara y que tienen la función de fabricar moco líquido y transparente.

Esta mucosidad no es percibida por el paciente, pero ayuda a limpiar las fosas nasales por dentro.

Pero cuando la mucosidad es retenida y no puede drenar se produce la contaminación por gérmenes. De esta forma el moco, normalmente transparente, se convierte en verdoso o amarillento. Este es el inicio de la sinusitis.

Se caracteriza por:

- Abundante mucosidad espesa
- Congestión nasal
- Sensación de pesadez de la cara
- Dolor en los ojos, la frente o la cara
- Tos
- Decaimiento general
- Sensación de debilidad del cuerpo
- Fiebre

¿Cuándo debe preocuparnos la sinusitis?

Ante la presencia de alguno de estos síntomas, lo aconsejable es visitar al especialista:

- Si el problema dura más de un mes.
- Cuando hay hinchazón en la cara u ojos.
- Si empeoran los síntomas aun estando en tratamiento.

Existen 2 tipos de sinusitis: la aguda y la crónica.

- La sinusitis aguda se cura en el lapso de 1 a 3 semanas.

- La sinusitis crónica es la que persiste por más de 3 meses. En la sinusitis crónica no hay dolores, pero se extiende la presencia de moco con mal olor persistente por una o ambas fosas nasales.

CAPÍTULO 3

Prevención y tratamiento

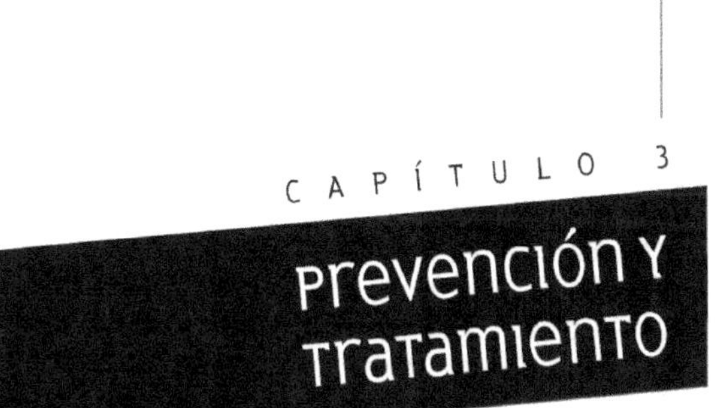

Hasta aquí hemos detallado causas, síntomas y distintos tipos de dolores de cabeza. Muy frecuentemente, son transitorios y benignos y no representan mayores problemas. Sin embargo, si el dolor de cabeza se repite a menudo y trae consigo otros síntomas que se hacen comunes como vómitos, náuseas, mareos u otros de los cuales ya hemos hablado debemos prestar atención.

En ese caso será necesario acudir al médico para efectuar un diagnóstico clínico que permita acercarnos a la causa del dolor de cabeza o realizar los estudios necesarios para descartar todas las posibilidades existentes.

EL TRATAMIENTO

Ante los dolores de cabeza clásicos (jaquecas, migrañas, cefaleas) que no revistan gravedad, el tratamiento es sencillo y por lo general se recurre a dos medicamentos conocidos y de venta libre:

- aspirina
- paracetamol

Existen distintas marcas y presentaciones, pero en todos los casos estos analgésicos permitirán eliminar el dolor de cabeza en poco tiempo.

¿CÓMO TRATAR LA MIGRAÑA?

Una migraña puede desaparecer si se actúa con rapidez durante la etapa de aura. Algunas ideas:

- En el momento en que aparece ese síntoma –que ya hemos descrito– podemos tomar aspirina con café u otra fuente de cafeína. Esto actúa sobre el foco del dolor y lo inhibe desde antes del ataque.

- Recostarse a oscuras con una compresa fría en la frente. En casos leves esto puede prevenir la dilatación de los vasos del cuero cabelludo y minimizar el ataque.

- Si los ataque son frecuentes o crónicos, un médico puede recetarnos otros fármacos como: beta-bloqueantes, ergotamina y antidepresivos.

BETABLOQUEANTES:

Es una de las drogas más usadas por la efectividad, seguridad, costo. Las dosis recomendadas son entre 40 a 240 mg por día. Todos los bloqueantes beta pueden provocar efectos colaterales como: mareos, fatiga o alteraciones del sueño, por ello deben consumirse bajo receta médica. Está contraindicado su uso en: insuficiencia cardiaca congestiva, asma, diabetes.

ERGOTAMINA:

Es un bloqueante que actúa sobre el sistema nervioso y estimula en forma directa el músculo liso. Elimina las cefaleas de origen vascular por su probable efecto directo sobre los vasos sanguíneos cerebrales y produce vasoconstricción durante la fase de vasodilatación. También reduce la pulsación que se considera responsable de la cefalea. Se debe evitar el uso excesivo de este fármaco.

ANTIDEPRESIVOS:

Los antidepresivos son una amplia variedad de drogas con diferentes mecanismos de acción. Los llamados antidepresivos tricíclicos tienen documentada y probada eficacia en la prevención de migrañas. Este grupo de fármacos se usa con éxito en tratamientos de dolor crónico, independientemente del efecto antidepresivo.

Medicamentos posibles

Si el dolor es leve:
- Aspirina
- Paracetamol
- Antiinflamatorios no esteroides
- Combinaciones con cafeína

Si el dolor es moderado:
- Antiinflamatorios
- Ergotamina
- Ketorolac
- Triptanes

Si el dolor es severo:
- Triptanes (subcutáneo, intranasal)
- Ergotamina
- Ketorolac (inyectable)

¿Qué se busca logra con el tratamiento de la migraña?

- Terminar rápidamente con el dolor y evitar la reiteración.
- Restaurar la capacidad del paciente para sus actividades.
- Minimizar el consumo de medicamentos de rescate.
- No tener efectos adversos.
- Atenuar los síntomas asociados al ataque.

¿CÓMO TRATAR LAS CEFALEAS?

Un buen modo de prevenir las cefaleas, en personas con predisposición a las mismas, es evitar las frutas secas, cítricos, quesos duros, chocolate, cebolla, tomate, bebidas alcohólicas, café y gaseosas de bajas calorías.

Ante la presencia de este malestar podemos:

- descansar, relajarse y dormir.
- realizar masajes circulares sobre la zona afectada.
- permanecer en un lugar oscuro con los ojos cerrados.

Entre los medicamentos (analgésicos y antieméticos) para tratar las cefaleas encontramos, principalmente:

- **Aspirina: analgésico**
La dosis máxima diaria es de 4 g. La duración de acción es generalmente de 4 horas.
Dosis múltiples pueden causar gastropatía e intoxicación salicílica.

- **Ibuprofeno: analgésico**
Se absorbe por vía oral disminuyendo su velocidad con las comidas. La dosis usual como analgésico es de 200 a 400 mg cada 4 a 6 horas. La dosis máxima diaria es de 1.2 g. (200 mg equivalen a 650 mg de paracetamol).

- **Ketorolac: analgésico**
Para dolores leves a moderados. Por vía oral.

• **Paracetamol: analgésico**
Contribuye a aliviar el dolor.

• **Ketoprofeno: analgésico**
Para dolores leves a moderados. La dosis usual como analgésico es de 25-75 mg 3 veces al día cada 6-8 horas.

• **Domperidona: antiemético**

• **Metoclopramida: antiemético**

• **Naproxeno: analgésico**
Para dolores moderados.

¿CÓMO TRATAR LA SINUSITIS?

La medicación para la sinusitis la prescribe el médico.
El tratamiento se realiza con antibióticos, analgésicos, lavajes nasales y en ocasiones corticoides. Esta medicación la prescribe el médico.

En cuadros de sinusitis los lavajes nasales son muy útiles y se realizan con solución salina hipertónica bufereada. Este procedimiento es útil y aplicable a todo tipo de sinusitis, especialmente en las recurrentes y las crónicas.

Produce los siguientes beneficios:

• La mezcla de agua salada y bicarbonato de sodio ayuda a que el moco se mueva más rápidamente.

• Remueve costra y otros restos nasales.

• El agua salada atrae las secreciones de los tejidos inflamados, lo que provoca la descongestión de la nariz y
mejora la ventilación nasal.

La solución para los lavajes puede ser preparada por cada
persona siguiendo este procedimiento:

• En una cacerola se coloca 1 litro de agua mineral y se
la pone a hervir.

• Al romper el hervor, agregar 3 cucharaditas de sal grue-
sa y 2 de bicarbonato de sodio.

• Retirar del fuego y dejar enfriar a temperatura ambiente.

• Introducir en un envase para aplicar como gotas nasales.

• Consultar al médico sobre la forma de administrar dicha
solución.

Otro procedimiento para tratar la sinusitis consiste en
medidas para favorecer el drenaje de los senos compro-
metidos. Esto se hace con inhalaciones de vapor y fármacos descongestivos.

Consejos naturales para la sinusitis

• Durante la noche dormir con la cabeza ligeramente más elevada que el cuerpo. Podemos usar 2 almohadas.

• Incrementar el consumo de líquidos: agua, infusiones como el té o jugos de frutas.

• Inhalar vapores de eucalipto.

• Es recomendable recurrir a las nebulizaciones.

• Aumentar el consumo de alimentos que posean vitamina C.

• Consumir té de salvia. Prepararlo con hojas frescas picadas, añadirle unas gotas de jugo de limón y endulzarlo con miel.

A MODO DE PREVENCIÓN

Si hemos notado que los dolores de cabeza se han vuelto habituales o frecuentes, estas recomendaciones pueden ser útiles:

• Llevar un registro de los ataques para identificar la comida u otros factores que los ocasionan.

• Aprender a superar la tensión y el estrés.

• Realizar ejercicios de autorrelajación.

• Establecer hábitos regulares para comer, dormir y hacer ejercicio físico.

Para finalizar, dos de los mejores hábitos que podemos adquirir son un buen descanso y una buena alimentación. Esto lo veremos en los capítulos siguientes.

C A P Í T U L O   4

un Buen Descanso como Prevención

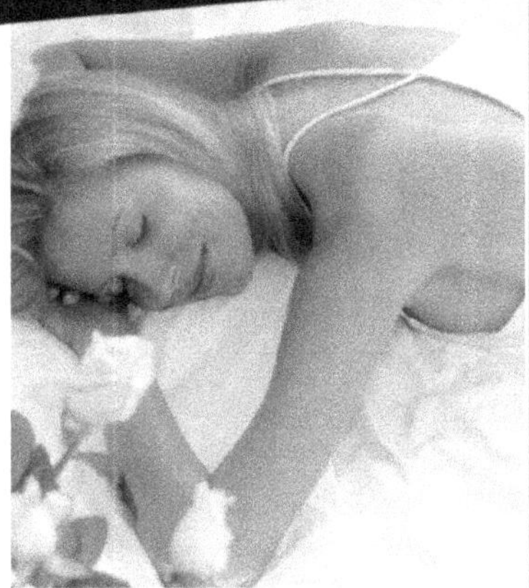

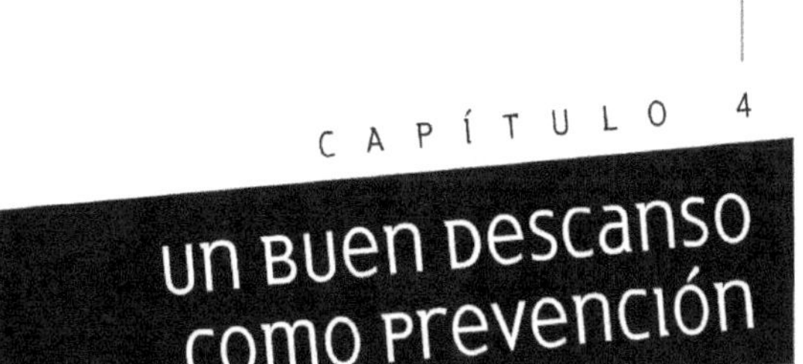

Dormir mal es un hábito que predispone al cuerpo a enfrentar las tareas diarias en inferioridad de condiciones abriendo la puerta a diferentes problemas que se traducen en baja productividad laboral, problemas cognitivos, incremento en la posibilidad de accidentes, irritabilidad, mayor riesgo de enfermedades y disminución en la calidad de vida.

Hay estudios que demuestran que en las personas que no duermen bien se afecta negativamente el sistema inmunológico que es el encargado de combatir los virus y las bacterias que nos causan enfermedades.

Y uno de los primeros y más notables síntomas del mal descanso continuo o del insomnio es la aparición de dolores de cabeza.

El problema de la falta de sueño se agudiza como consecuencia de los cambios tecnológicos en el mundo del trabajo, que hacen que muchas personas trabajen hasta altas horas de la noche o en horarios rotativos. Nuestras características biológicas, producto de cientos de miles de años de evolución, nos han programado para necesitar entre nueve y diez horas de sueño diario.

En nuestra era, la era de la máquina, la del mundo en constante actividad, las veinticuatro horas del día los trescientos sesenta y cinco días del año, los cambios tecnológicos se están produciendo a un ritmo mucho más acelerado que el de nuestra biología, por lo que terminamos haciéndole a nuestro organismo demandas que no está preparado para asumir.

Cuando esto sucede, los problemas en el trabajo pueden ser muchos y de muy variada índole: el insomne sabe que después de una noche sin dormir no podrá cumplir con sus obligaciones de manera adecuada porque no estará al cien por cien de su capacidad y comenzará a sentir jaquecas, migrañas o cefaleas. Esto puede provocarle baja productividad y también estará más expuesto a los accidentes laborales.

Las alteraciones en el sueño son muy diversas. Desde una noche en la cual hemos dormido mal, pasando por un nuevo ruido nocturno que nos perturba hasta un período prolongado de insomnio. A veces no es necesario llegar a un trastorno grave del sueño para sentir que descansamos mal o que las horas que destinamos a dormir son insuficientes.

Hay algunas pautas que podemos adoptar como rutinas para lograr que el tiempo de descanso sea productivo y que verdaderamente mejoremos nuestra forma de vivir y de disfrutar todas las demás actividades que llevamos a cabo.

La siguiente lista es un resumen de hábitos saludables para lograr dormir bien y solucionar malos hábitos que pueden originar los dolores de cabeza:

• Oscurecer el cuarto lo más posible
Esto es fundamental. La claridad o la luz que reciben nuestros ojos mientras dormimos afecta la producción de hormonas muy importantes. Si no podemos oscurecer del todo la habitación (esto sería lo ideal), podemos encontrar una solución durmiendo con un antifaz.

• No mirar televisión antes de ir a dormir
Tener el televisor en el cuarto es una de las peores decisiones que podemos tomar pues distraeremos nuestra atención con él.

• Disminuir los ruidos
Las grandes ciudades y localidades con sus enormes edificios que cada vez albergan más personas; o las calles y las avenidas por las que siempre circulan automóviles son ejemplos de ruidos que perturban nuestro descanso. Si no podemos aislar la habitación, es posible dormir con tapones para los oídos.

• Escuchar música
En las casas y tiendas de discos es posible conseguir CDs con sonidos de la naturaleza como mares, brisas, pájaros o selvas. Estos sonidos, colocados a un volumen muy bajo, en oscuridad y acostados completamente, nos pueden ayudar a conciliar el sueño rápidamente.

• Usar medias para descansar

Esto se recomienda a quienes sientan frío en los pies durante la noche. Los pies suelen ser la primera parte del cuerpo en sentir frío ya que al tener menor circulación pierden pronto su temperatura. Para evitar despertarnos en la madrugada con esa sensación de inclemencia, es aconsejable usar unas medias cómodas (no deben ser ajustadas) para descansar más plácidamente.

• Evitar los despertadores muy potentes

Si nos vamos a dormir sabiendo que seremos despertados por un reloj extremadamente fuerte, es posible que ya nos sintamos molestos. Por tal razón se recomienda usar relojes despertadores suaves o musicales que hagan sonar una melodía de nuestro agrado.

• Leer textos relajantes

Poesía, frases de amor o textos religiosos si uno es creyente pueden ser positivos para el sueño. En cambio, si recurrimos a cuentos de terror o novelas policiales, probablemente nuestro sueño se vea afectado en los primeros momentos, generando las condiciones de excitación proclives al insomnio.

• Alejarse de los campos magnéticos

Intentar sacar del cuarto la mayor cantidad posible de artefactos eléctricos como radios, equipos de música, televisores, computadoras, relojes eléctricos, cargadores de teléfonos celulares o de baterías, etcétera. Todos estos objetos generan campos eléctricos que pueden afectar el descanso. Si no hay manera de retirarlos, hay que colocarlos lo más lejos posible de nuestras cabezas.

- **No automedicarse**

Es muy común que al comentar con un familiar, amigo o compañero de trabajo las alteraciones que estamos sufriendo para descansar nos digan: "Yo tomo esta pastilla, pruébala". Si luego de intentar cambiar nuestras rutinas de descanso, no logramos dormir bien, hay que consultar al médico y esperar a que sea él quien nos recete un medicamento para dormir.

- **Organizar el día siguiente**

Una de las principales causas que alteran nuestro sueño es comenzar a pensar en las actividades del día siguiente antes de dormir. Una buena idea para superar esto es, aun estando en la cama ya, tomar una agenda y anotar aquellas cosas que creemos indispensables para el día siguiente. Al haber trasladado esto al papel sentiremos un alivio y quizás podamos encauzar el descanso.

- **Estabilizar la temperatura ambiente**

Los nuevos sistemas de calefacción y aire acondicionado permiten bajar y elevar mucho la temperatura de una habitación. Si bien se puede interpretar como una sensación de confort, lo ideal es regular el termostato en unos 20° C ó 21° C.

- **Acostarse temprano**

Luego de cenar se debe realizar alguna actividad relajante que nos reconforte. Posteriormente debemos intentar acostarnos temprano. Nuestro sistema hormonal está regulado para conciliar el sueño alrededor de la medianoche. Cuanto más tarde nos vayamos a dormir, más demoraremos el buen descanso.

• **Tomar una ducha caliente**

El cuerpo pierde temperatura cuando cae en el sueño. Por tal razón, una ducha tibia o caliente breve, antes de acostarse, puede favorecer esa cambio de temperatura y ayudar a dormirse más rápido.

• **Cenar correctamente**

Una cena rica en proteínas, acompañada por alguna fruta de postre es aconsejada para llegar a dormir sin la sensación de pesadez que nos deja una comida abundante.

• **Evitar los dulces**

Cuando notemos que sufrimos alguna alteración del sueño, una de las primeras soluciones hay que buscarlas en lo que comemos antes de irnos a la cama. Y en ese momento, desde la cena hasta irnos a dormir, debemos erradicar los dulces, los chocolates o cualquier otro bocado que eleve nuestra glucemia. Esto sólo producirá que la glucemia baje en la noche y nos lleve a despertarnos.

• **No consumir bebidas que nos alteren**

Lo ideal es cenar con agua, soda, jugo o alguna gaseosa o refresco bajas calorías. Las bebidas estimulantes como la cafeína o el alcohol influyen negativamente en nuestro descanso. En el caso particular de las bebidas alcohólicas, si bien nos producen un estado de somnolencia, el mismo no nos permite descansar correctamente ni alcanzar las fases profundas del sueño.

• **No beber con abundancia antes de dormir**

Si uno es una persona que suele levantarse en la noche al baño, se debe evitar la ingesta abundante de líquidos antes de dormir. Lo ideal es beber al menos unas 2 horas antes de irse a dormir, para evitar la necesidad de levantarse con mayor frecuencia para ir al baño.

• La cama, sólo para dormir
Si estamos manifestando alteraciones de sueño, si nos sentimos cansados pero al llegar a la cama no podemos conciliar el sueño una buena alternativa es levantarse, dar una vuelta por la casa, realizar alguna actividad breve y regresar a la cama. En algunas personas puede funcionar favorablemente.

• Acostarse al mismo horario
Otra alternativa para aquellas personas con problemas de descanso es habituarse a una hora para descansar. Establecer un horario e intentar ir a la cama a la misma hora. Si la alteración del sueño no es severa, en pocos días habremos ordenado nuestro descanso y lograremos dormirnos sin problemas.

• Ejercitarse
Un sencillo ejercicio como elongar o caminar unos 10 ó 15 minutos puede ayudarnos a dormir mejor. Esto debería hacerse media hora antes de irnos a dormir.

• Ventilar con frecuencia la habitación en la que se duerme
Es necesario que el cuarto reciba sol, luz y se renueve el aire. Esto evitará la formación de hongos y los malos olores que pueden perturbar el descanso.

• **Utilizar, para dormir, vestimenta cómoda y de tejidos naturales**
La ropa debe darnos sensación de bienestar y frescura. Es conveniente que, al igual que las sábanas, sean de algodón.

• **Utilizar almohadas no demasiado gruesas**
Intentar acostarse con posturas adecuadas, que ayuden a una buena circulación sanguínea. Si apenas nos acostamos, nos sentimos incómodos, debemos corregir esa posición.

• **A medida que se acerca la noche, ir reduciendo la actividad en forma gradual**
Evitar las actividades muy estresantes luego de la cena o antes de ir a dormir.

C A P Í T U L O 5

DOLOr De caBeza Y aLImenTacIón

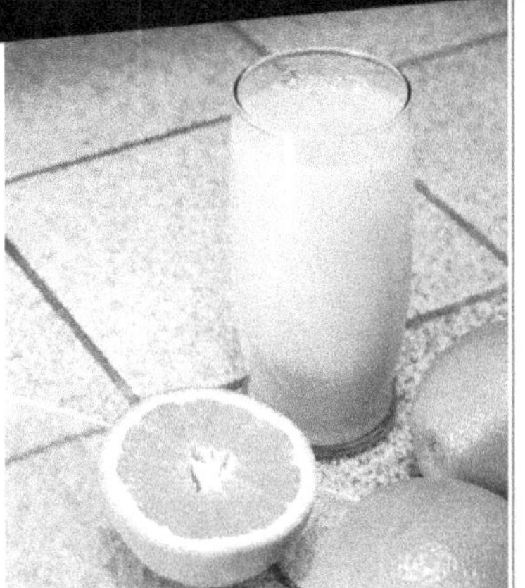

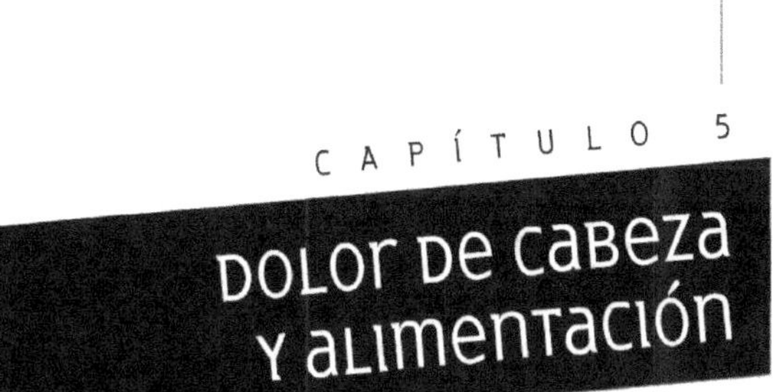

La alimentación es uno de los procesos esenciales de nuestro organismo. A partir de ella el funcionamiento de nuestro cuerpo obtiene los elementos necesarios para nutrirse.

Claro que más allá de aportar nutrientes, la alimentación influye en todas las áreas. Y muchas veces la misma puede incidir en los dolores de cabeza, favoreciendo su alivio, por un lado, o provocando los síntomas si somos descuidados a la hora de comer.

Para ello, veremos algunos alimentos beneficiosos y perjudiciales para los dolores de cabeza, el estrés o el insomnio.

Entre los errores más comunes que cometemos a la hora de comer podemos citar:

- ingerir alimentos de digestión larga.
- comer fuera de horarios.
- no desayunar para llegar temprano al trabajo o llevar a los niños a la escuela, sin entender que la primera comida del día es la más importante.
- no respetar los requerimientos diarios de hidratos de carbono, grasas, proteínas, vitaminas y minerales.
- realizar una sola comida fuerte al día, y generalmente a la noche, cuando lo esencial es cenar muy liviano.

Algunas de las costumbres saludables que podríamos adoptar son:

- relajarse antes de comer.
- no buscar escapar de las presiones cotidianas sentándonos a comer.
- si ha llegado la hora de la comida y no tenemos hambre, es preferible no comer por costumbre.
- no comer nunca hasta saciar el apetito, sino que debemos ingerir sólo una porción normal para disminuir la ansiedad.
- no irse a la cama hasta que hayan pasado al menos dos horas de la cena, para hacer la digestión despiertos y no durante el sueño.

La idea es modificar la manera de alimentarnos, incorporar a la dieta aquellos productos beneficiosos para los distintos órganos del cuerpo y acostumbrarnos a un nuevo régimen que, en un tiempo medio, traerá muchos beneficios al organismo, como la reducción del estrés y las condiciones favorables para descansar mejor. Más allá de aconsejar sobre determinados alimentos que son saludables, aquí se trata de tomar conciencia, poner un poco nuestro propio sentido común y eliminar aquellas sustancias que todos sabemos que nos afectan, dificultan nuestra digestión o aumentan la acumulación de grasas: frituras, aceites, excesos de carne roja o de caza, chocolates, dulces, etcétera.

El primer paso para alimentarnos sanamente es darnos cuenta de aquellas cosas que nos afectan y dejarlas de lado.

Como todo esto quizás no parece tan relacionado con la aparición de posibles dolores de cabeza, es necesario señalar que los alimentos ricos en minerales y vitaminas son los nutrientes esenciales del sistema nervioso, por tal razón, si ese sistema se encuentra fuerte la posibilidad de que se desarrollen cuadros de estrés u otras alteraciones se encontrará más lejana.

Entre los recursos naturales que debemos incorporar, no deberían faltar los siguientes minerales, vitaminas y alimentos:

Alimentos ricos en magnesio:

* alejan la depresión.
* son tranquilizantes y no producen irritabilidad.
* deben combinarse con calcio para maximizar su rendimiento.

Alimentos ricos en calcio y fósforo:

* son fundamentales pues el insomnio disminuye las reservas de ambos minerales.
* favorecen la fortaleza mental y la estabilidad nerviosa.
* aceleran la recuperación corporal en los casos de estrés agudo.
* necesitan la presencia de vitaminas C y D.

Alimentos ricos en hierro:

* colaboran en el transporte del oxígeno a los diferentes órganos, especialmente a los pulmones.
* son "protectores" naturales contra el estrés.
* producen mayores beneficios cuando se combinan con el cobre.

Alimentos ricos en vitamina A:

* cuidan las células nerviosas e impiden el desgaste del sistema nervioso.
* protegen las membranas mucosas.
* evitan las infecciones.

Alimentos ricos en vitamina B:

* son los principales protectores del sistema nervioso y, especialmente, las de los grupos B12 y B15 son imprescindibles en los cuadros de cansancio.

• regeneran el nivel de glóbulos rojos.
• están íntimamente relacionados con la acumulación de
energía y fuerza.

Alimentos ricos en vitamina C:

• recomponen las células afectadas por el mal descanso y
el estrés.
• ayudan en los procesos autocurativos del cuerpo en la
mayoría de los órdenes.

Alimentos ricos en vitamina D:

• ayudan en la absorción del fósforo y del calcio.

Alimentos ricos en vitamina E:

• colaboran en la oxigenación del sistema nervioso y de
los músculos, facilitando el trabajo del corazón.
• impiden la formación de coágulos sanguíneos provoca-
dos por fuertes presiones o ataques de nervios.

Todos estos minerales y vitaminas deben ser ingeridos de
manera natural, a través de los distintos alimentos que los
contienen. En todos los casos una visita al nutricionista
será fundamental para elaborar una dieta que reúna todos
estos nutrientes. Dentro de lo posible, y salvo por pres-
cripción médica, deben evitarse los complementos dieta-

rios para reemplazarlos. A continuación enumeramos algunos alimentos que podrían incluirse en una dieta relajante y depurativa que nos conduzca a un estado más saludable y a un descanso correcto:

Naranja y otros cítricos:

- aporta la cuota diaria necesaria de vitamina C.
- refuerza las defensas.

Banana:

- incluye varias vitaminas, entre ellas, la A, la B y la C.
- contiene los minerales básicos (magnesio, potasio, calcio, hierro y cobre).
- calma el apetito y se digiere muy fácilmente.

Brócoli:

- posee vitamina C.
- como todas las verduras, cuanta menor cocción reciba, será más nutritivo.

Nueces:

- son una fuente de energía y proteínas que pueden consumirse junto a otros alimentos.
- son altamente vigorizantes para los estados de estrés.

Pasas de uva:

* poseen magnesio, hierro, calcio, potasio, fósforo y cobre.
* cuentan con un alto nivel de vitaminas B1 y B6.

Almendras:

* es un alimento muy completo.
* posee la mayoría de los nutrientes necesarios para el sistema nervioso.
* contiene minerales y es una alta fuente de proteínas.

Espinaca:

* es una verdura rica en vitamina A.
* al igual que todas las verduras de hojas verdes, cuenta con distintos minerales (hierro, cobre, magnesio, calcio, etcétera) y todas las vitaminas del grupo B.

Leche:

* es una de las principales fuentes de calcio y uno de los alimentos esenciales.
* aporta potasio, fósforo y varias vitaminas, como la B12.

Cereales:

Cereales:

• la mayoría de ellos son curativos.

• poseen varias vitaminas, entre ellas, la B y la E y numerosos minerales.

• son beneficiosos para el sistema nervioso y curativos del estrés.

Alimentos nocivos

Muchos productos y alimentos son consumidos por ser sabrosos pero detrás de ellos se esconden muchos de los males que afectan a nuestra alimentación, dañan el sistema nervioso central, aceleran el ritmo cardíaco, aumentan los niveles de colesterol, producen males estomacales, perjudican la digestión, alteran el normal descanso y, finalmente, agudizan los estados de insomnio y estrés conduciendo a la aparición de dolores de cabeza. Además pueden ser adictivos.

Entre estos elementos perjudiciales podemos mencionar:

• Cafeína, que se encuentra presente en el café, en el té, en los chocolates y en la mayoría de las bebidas gaseosas.

• Azúcar, presente en muchos alimentos y muy dañina cuando se la consume en exceso (se puede reemplazar por la miel). Impide la absorción de vitamina B.

• Sal, neutraliza la asimilación de calcio en el organismo.

• Tratar de no comer en lugares donde la limpieza y el origen de los alimentos sean dudosos.

• Evitar mezclar carnes rojas y pescados.

• El exceso de cualquier carne y pan puede provocar dolores de cabeza.

• No consumir estos alimentos si se tiene alergia a ellos:
- leche
- chocolate
- pollo
- hígado

• Quesos duros y fermentados.

• Todos los edulcorantes, especialmente los que contengan aspartamo. Por consiguiente, la mayoría de los productos "light" o "diet" o "bajas calorías" pueden contenerlo.

• Las harinas blancas refinadas provocan tendencia a la jaqueca.

• El consumo excesivo de alcohol, o el consumo de bebidas alcohólicas de baja calidad.

remedios caseros para el dolor de cabeza

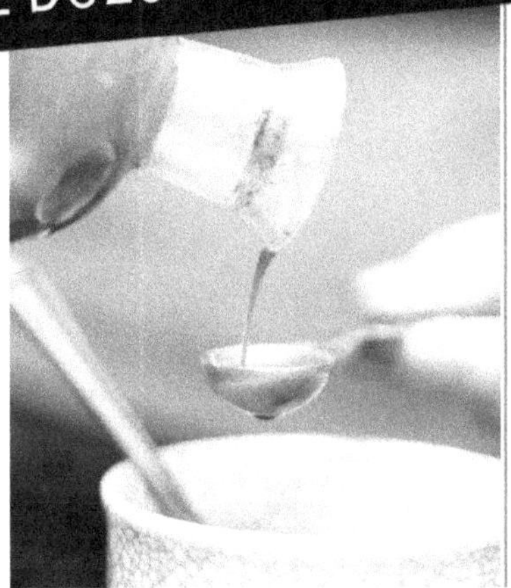

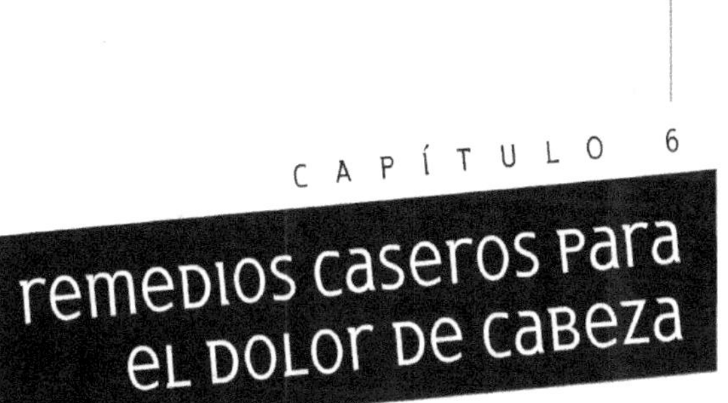

En los capítulos anteriores hemos visto los distintos tipos, causas y consecuencias de los dolores de cabeza y la gravedad que pueden alcanzar en diversas ocasiones. Pero como en la mayoría de los casos los dolores de cabeza se deben a alteraciones momentáneas y pasajeras, veremos a continuación una guía de remedios y recetas caseras y naturales para aliviar las molestias.

Remedios naturales para la cabeza

Las sugerencias que se brindan a continuación están basadas en antiguas tradiciones, en costumbres y creencias heredadas del pasado.

También, muchas de estas medicinas caseras se aplican de acuerdo con las comprobadas propiedades curativas de muchos productos de origen natural.

• Presionar un lado de la cien con el pulgar y el otro lado con el dedo índice durante varios minutos.

• Agitar los brazos y las manos enérgicamente. Esto hará que fluya más sangre en estas áreas descongestionando la cabeza

• Frotar, por algunos minutos, la sien o la parte de la cabeza afectada por el dolor con la parte interior de un limón cortado al medio.

• Otro buen ejercicio para intentar realizar es llenar el abdomen de aire, contar hasta cinco y expulsarlo lentamente repitiendo esta actividad durante 5 minutos.
Respirando de ese modo podemos "visualizar" cada parte del cuerpo y canalizar toda la energía para aliviar el dolor de cabeza.

• Existen antiguas tradiciones que entienden el cuerpo como una unión completa desde los pies hasta la cabeza. Siguiendo esta idea, son muchas las culturas que recurren a los pies para buscar sanaciones para el cuerpo.
Una de estas tradiciones dice que colocándose cataplasmas de hortalizas (papas, cebollas) en las plantas de los pies se logra eliminar los dolores fuertes de cabeza.

• Colocar en un recipiente grande (balde o fuentón) agua caliente con dos cucharadas de sal marina y una de mostaza. Dejar los pies en remojo por media hora y –cada cinco minutos– sacarlos y mojarlos con agua fría para favorecer la circulación sanguínea.

• Colocar paños en la frente mojando un trozo de tela
–preferentemente de algodón– con vinagre de vino o
manzana. Estos fomentos deben prepararse entibiando el
vinagre a baño de María con unas gotas de esencia de
manzanilla. Ese líquido (no más de una taza) debe usarse
para mojar el paño que deberá escurrirse y dejarse apo-
yado en la frente durante media hora, volviendo a mojar-
lo cada vez que sea necesario.

• Beber un vaso de agua apenas tibia con el jugo colado
de un limón antes de las comidas.

• Es muy efectiva la aplicación de rodajas de papas cru-
das en la frente.

• La masticación de hojas de perejil puede alejar los dolores fuertes de cabeza.

• Humedecer el cuello, la frente y la nuca con vinagre.

• Frotarse las manos con hojas de menta y acercárselas a
la cara para inhalarla.

• Aplicarse sobre la frente o la parte de la cabeza en la
cual se siente dolor, un pañuelo blanco mojado en vinagre.

• Para las jaquecas frontales debemos frotar la frente con
una mezcla de jugo y hojas de remolacha cruda.

• Realizar una preparación mezclando una cucharada de
miel y una de jugo de ajo y tomarla.

• Beber jugo de limón en ayunas.

• Aplicar cataplasmas de barro frío en la frente.

• Si el dolor que nos afecta es en uno de los lados de la cabeza, una técnica es colocar suavemente un broche de la ropa en el lóbulo de la oreja contraria al lado del dolor de cabeza.

• Licuar 300 gramos de repollo y 100 gramos de apio. Beberlo una vez al día, en ayunas.

• La realización de masajes con los dedos (digitopuntura), que ya hemos mencionado, es una de las soluciones más empleadas a la hora de aliviar los dolores de cabeza, cefaleas o jaquecas.
La digitopuntura es la aplicación de masajes mediante la presión ejercida por los dedos.
Posiblemente, el que más empleamos –muchas veces de manera espontánea– es la acción de presionar la sien con uno o dos dedos y luego moverlos en círculos.
Pero hay otras técnicas de masajes. Existe un punto exacto que es la intersección de las dos líneas imaginarias que dividen la cabeza, de la nariz a la nuca y de oreja a oreja. En ese lugar, en ese punto exacto hay que presionar hacia abajo hasta causar un poco de dolor, pero sin mover el dedo de la posición. El masaje debe realizarse en forma circular en el sentido inverso a las agujas del reloj.

Plantas para curar el dolor de cabeza

LAVANDA

Se trata de una planta aromática que se emplea para aromatizar ambientes, para cocinar y se aplica por sus propiedades medicinales en los esguinces, el insomnio, la fiebre y, especialmente, en los dolores de cabeza.

¿Cómo se prepara?
Para aliviar el dolor de cabeza, se utiliza el aceite de lavanda, mezclado con el aceite de oliva. Así se logra un aceite balsámico para masajear las sienes.

MANZANILLA

Es una planta aromática, con propiedades para disminuir la sensación de dolor.
Buena para resfriados.

¿Cómo se prepara?
En forma de infusión con hojas secas. No se deben beber más de 2 tazas al día, ni beber durante el embarazo.

MELISA

Esta es una planta perenne que se caracteriza por un olor muy similar al limón.

Posee cualidades terapéuticas probadas contra: insomnio, estrés, dolores de oído, picaduras, ataques de pánico y migrañas.

¿Cómo se prepara?
Debe prepararse en forma de infusión. Tomar 2 ó 3 tazas al día.

SAUCE

El sauce es un árbol que puede llagar a medir 25 metros de altura. Posee propiedades antitérmicas, analgésicas y antirreumáticas, es decir, el principio de la aspirina. Por ello, está recomendado en los dolores de cabeza.

¿Cómo se prepara?
La corteza del sauce debe extraerse de las ramas y dejarlas secar unos 4 días a la sombra antes de triturarla. En algunos comercios de medicina natural es posible adquirirla lista para usar.
Se deben colocar los fragmentos de corteza a hervir durante media hora. Se pueden beber hasta 4 tazas medianas al día.

TILO

Se emplea la flor del árbol para combatir el estrés, el insomnio y los dolores de cabeza.

¿Cómo se prepara?
Se realiza una infusión con 3 ó 4 flores de la planta.
Podemos beber hasta 4 tazas diarias.

Remedios homeopáticos
para los dolores de cabeza

La medicación homeopática se presenta en pomadas, polvos, gotas, tabletas y glóbulos. Esta última es la presentación más clásica y conocida por todos los que alguna vez ingirieron remedios homeopáticos. Para que la medicación cause el efecto deseado, es bueno recordar lo siguiente:

• Colocar los glóbulos dentro de la boca y dejarlos disolver debajo de la lengua.
• El mejor horario para tomarlos –salvo otra indicación médica– es en ayunas, antes de ir a dormir ó 10 minutos después de las comidas.
• Para mejorar el efecto es aconsejable evitar el consumo y la ingesta de tabaco, alcohol, café y otras infusiones.
• A medida que se alejan los síntomas ir espaciando las tomas de la medicación.
• En todos los casos, aunque la medicación no sea tóxica ni tenga efectos colaterales, consultar al especialista ante la menor duda.

ACONITUM

Características:
Es un vegetal que crece en los alpes. Tiene una acción profunda, pero breve, por eso se receta en los primeros días de la enfermedad.

Aplicaciones:
- Cabeza pesada y caliente.
- Mareos al incorporarse.

También para:
- Estados de ansiedad e inquietud.
- Finalización brusca de la menstruación.
- Indicado en personas que se congestionan con facilidad.

ANTIMONIUM

Características:
De origen mineral. Se tritura su sal para el uso homeopático.
Tiene una acción muy prolongada sobre el sistema respiratorio y digestivo.
Puede producir irritación de la mucosa intestinal.

Aplicaciones:
- En estados gripales y de congestión que recrudecen durante la noche y provocan fuertes dolores de cabeza.
- Es muy efectivo cuando se acumula mucha mucosidad en las vías respiratorias.

También para:
• Cuando se presentan fosas nasales dilatadas, tos y dificultades para respirar correctamente.
• Cuando el exceso de mucosidad produce los deseos de vomitar.

BELLADONA

Características:
Es una planta procedente del sur de Europa y uno de los compuestos más clásicos de la homeopatía. Actúa especialmente sobre el aparato circulatorio y el respiratorio.

Aplicaciones:
• Al presentarse dolores de cabeza fuertes, con pupilas dilatadas, rostro enrojecido y latidos en la frente.
• Sirve cuando los síntomas aparecen y desaparecen con brusquedad.

También para:
• En casos de alucinaciones, ansiedad y delirios.
• Dificultad al tragar, con sequedad de labios, lengua y cavidad bucal.
• En casos de tos seca, dolorosa, que recrudece en horario nocturno.
• Cuando hay fiebre alta.

Características:

Es una planta que se recolecta en Europa central. Su acción es prolongada y actúa sobre las mucosas.

Aplicaciones:

• Cefaleas que producen la sensación de que la cabeza va a estallar.

• Para aquellos cuadros en los cuales se sienten vértigos al levantarse de una cama o de una silla.

También para:

• Cuando se dan vértigos que además pueden acompañarse de vómitos y náuseas.

• Sequedad de labios, boca y garganta.

• Estómago pesado y dificultades digestivas.

• Heces duras y secas.

COCCULUS

Características:

Es una planta trepadora de origen asiático. Actúa sobre el sistema nervioso, especialmente en las funciones motoras y sensitivas.

Aplicaciones:

• Ante frecuentes jaquecas.

También para:
• Los estados de debilidad generalizada, con temblores frecuentes.
• En los estados de profunda tristeza y angustia.
• Las personas que sufren nauseas o vómitos al viajar en autos, buses, etcétera.
• En casos de dureza estomacal, una sensación que no se aleja ni al expulsar gases.
• Fuertes dolores en el período menstrual.

COFFEA

Características:
Es la planta de café. Actúa sobre el sueño y las emociones.

Aplicaciones:
• Cefaleas repentinas ante un esfuerzo de moderada intensidad.
• Dolores de dientes.
• Neuralgias de distintos tipos.
• Insomnio y alteraciones del sueño.

También para:
• Se receta para personas con intolerancia al dolor.
• Taquicardias surgidas por fuertes emociones recibidas.

Características:

Hierba de origen norteamericano. Se aplica sobre malestares musculares, óseos y articulares.

Aplicaciones:
- Cefaleas que se presentan con opresión de cabeza.
- Malestar en los ojos.

También para:
- Dolores óseos.
- Fiebre alta con escalofríos.
- Es un medicamento ideal cuando comienzan a manifestarse los cuadros gripales.

FERRUM PHOSPHORUM

Características:

Es un elemento del reino mineral que se obtiene en forma de sal junto a fosfato y óxido de hierro. Tiene una acción rápida y breve en inflamaciones, hemorragias y congestiones.

Aplicaciones:
- Para la inflamación de la membrana del tímpano.
- Cuando los ojos se presentan enrojecidos e inflamados.
- Otitis aguda.

También para:
- En cualquier tipo de hemorragias.
- Al comienzo de cualquier cuadro de tos, catarro o bronquitis.
- En cuadros febriles con excesiva transpiración.
- En neumonías y congestiones pulmonares.
- En algunas enfermedades eruptivas como la rubéola.

GELSEMIUN

Características:
Se la conoce con el nombre de Jazmín amarillo o salvaje. Es de acción rápida y actúa sobre los centros motores y sensitivos.

Aplicaciones:
- Dolores de cabeza en la zona frontal.
- Alteraciones en la visión.

También para:
- Alejar las sensaciones desagradables provocadas por miedos o temores.
- Dolor y sensación de debilidad en todo el cuerpo.

LACHESIS

Características:
Es un reptil originario de las selvas de Brasil.

Tiene una acción rápida sobre las alteraciones circulatorias.

Aplicaciones:
• Dolores de cabeza por exceso de permanencia al sol.

También para:
• Ideal para las mujeres en el período menstrual.
• Cuando se cae en profundas somnolencias después de las comidas.
• Hemorragias frecuentes.
• Piel muy sensible.

MAGNESIA PHOSPH

Características:
Es el fosfato de magnesia, de origen mineral. Es una sal que interviene en el sistema nervioso, en los músculos, los dientes y los huesos.

Aplicaciones:
• Para dolores muy agudos de cabeza que aparecen y desaparecen.

También para:
• Dolores en la aparición de los dientes de los bebés y niños.
• Calambres, dolores en el ciático y malestares corporales.
• Cólicos femeninos en el período de menstruación.

NUX VOMICA

Características:
Es una nuez proveniente de la India. Actúa en forma breve, pero efectiva. Se indica como uno de los mejores medicamentos antiestrés para los tiempos actuales.

Aplicaciones:
• Fuertes dolores de cabeza, especialmente durante la mañana.

También para:
• Ideal para quienes hayan abusado de medicamentos alopáticos, drogas, alcohol, tabaco o bebidas estimulantes como el café.
• Alteraciones del sueño.
• Gusto ácido en la cavidad bucal y lengua amarillenta.
• Cuando se producen muchos estornudos durante la mañana al levantarse.

PULSATILLA

Características:
Planta originaria de Europa central. Es un remedio más efectivo sobre la mujer que sobre el hombre. Se lo emplea en decenas de síntomas.

Aplicaciones:
• Dolores de cabeza.
• Mareos.

También para:
- Personas con dificultades para dormir.
- Conjuntivitis.
- Tendencia a otitis reiterativas.
- Várices.

SEPIA

Características:
Es el calamar que se localiza en casi todos los mares del mundo.

Aplicaciones:
- Dolores de cabeza.

También para:
- Hemorroides.
- Languidez estomacal matutina.
- Manchas en la piel.
- Ideal para todas las alteraciones menstruales de la mujer.

SILICEA

Características:
Compuesto mineral integrado por sílice y oxígeno. Lento, pero prolongado, se emplea en toda debilidad física y psíquica.

Aplicaciones:
- Sinusitis crónica.

También para:
- En todo estado de debilidad corporal.
- Anginas.
- Alteraciones del crecimiento.
- Bronquitis.

THUYA

Características:
Es un árbol similar al Ciprés, que se denomina Cedro blanco.
Es el remedio homeopático antisicótico por excelencia.

Aplicaciones:
- Cefaleas y jaquecas.

También para:
- Bornquitis.
- Reuma.
- Asma.